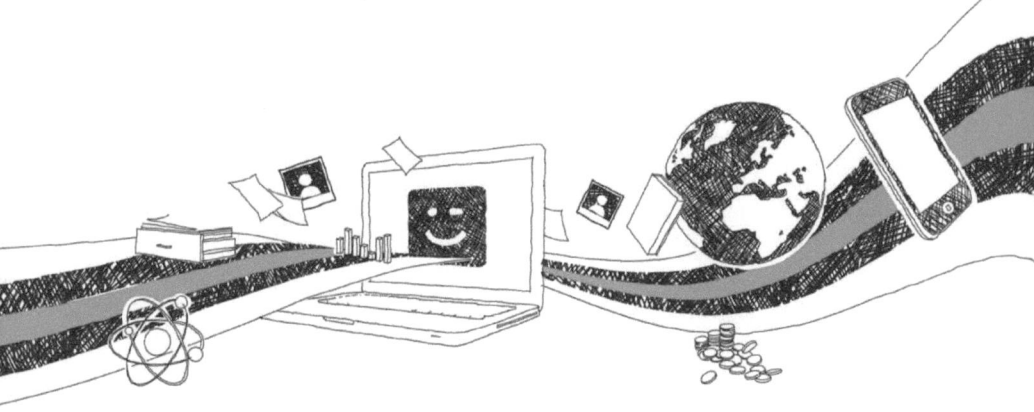
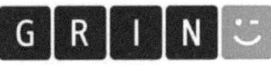

Bibliografische Information der Deutschen Nationalbibliothek:

Die Deutsche Bibliothek verzeichnet diese Publikation in der Deutschen National-
bibliografie; detaillierte bibliografische Daten sind im Internet über http://dnb.d-
nb.de/ abrufbar.

Impressum:

Copyright © 2009 GRIN Verlag
Druck und Bindung: Books on Demand GmbH, Norderstedt Germany
ISBN: 9783640588275

.

Dieses Buch bei GRIN:

https://www.grin.com/document/148445

Robert Hirsch

Der Pflegeberater und Gewalt in der häuslichen Pflege

Sehen. Erkennen. Handeln

GRIN Verlag

GRIN - Your knowledge has value

Der GRIN Verlag publiziert seit 1998 wissenschaftliche Arbeiten von Studenten, Hochschullehrern und anderen Akademikern als eBook und gedrucktes Buch. Die Verlagswebsite www.grin.com ist die ideale Plattform zur Veröffentlichung von Hausarbeiten, Abschlussarbeiten, wissenschaftlichen Aufsätzen, Dissertationen und Fachbüchern.

Besuchen Sie uns im Internet:

http://www.grin.com/

http://www.facebook.com/grincom

http://www.twitter.com/grin_com

Der Pflegeberater und
Gewalt in der häuslichen Pflege

Sehen. Erkennen. Handeln.

Weiterbildung zum Pflegeberater nach § 7a SGB XI
der Fachhochschule Deggendorf in Kooperation mit dem
Medizinischen Dienst der Krankenversicherung in Bayern

Dipl. Verwaltungswirt Robert Hirsch

Landwirtschaftliche Sozialversicherung
Niederbayern/Oberpfalz und Schwaben
Dr. Georg Heim Allee 1
84036 Landshut

Abgabedatum: 23.11.2009

Inhaltsverzeichnis

I. Einleitung

"Die Gewalt lebt davon, dass sie von anständigen Leuten nicht für möglich gehalten wird."[1]

Die Hoffnung, dass sich die Gewaltbereitschaft des Menschen als ein urtümliches Phänomen durch evolutionäre oder zivilisatorische Entwicklungen im Laufe der Zeit verflüchtigen würde, verbleibt ein Wunschgedanke. Zwar findet offene Gewalt im Alltag kaum mehr statt, dies darf jedoch nicht darüber hinwegtäuschen, dass Gewalt immer noch vorhanden ist - subtiler und vor der Öffentlichkeit versteckt - insbesondere im häuslichen Umfeld.

Der öffentliche Aufschrei, wenn diese nunmehr verborgene Gewalt Kinder oder Frauen trifft, ist laut - die Motivation der Politik zum Handeln, wenn auch oftmals populistisch,[2] ist groß. Was aber, wenn ein älterer, vielleicht sogar pflegebedürftiger Mitmensch zum Opfer der Gewalt wird? In wirtschaftlich schwierigen Zeiten, in denen der alte Mensch als Belastungs- und Kostenfaktor des sozialen und gesellschaftlichen Lebens verstanden wird, erscheint es zunehmend schwer auf die Viktimisierung dieser Bevölkerungsgruppe - also die Probleme die alte Menschen haben und weniger auf die, die sie (anscheinend) verursachen - hinzuweisen.[3] Als ein Problem muss dabei die Gewalt gegen ältere Menschen im Rahmen der häuslichen Pflege angesehen werden.

Auf Grund der bisherigen Außerachtlassung dieses gesellschaftlichen Problems ist das Daten- und Faktenmaterial spärlich und die Dunkelziffer entsprechend hoch[4]. Untersuchungen der Weltgesundheitsorganisation (WHO), eine Sonderorganisation der Vereinten Nationen für das internationale öffentliche Gesundheitswesen, deuten darauf hin, dass zwischen 4% und 6% der alten Menschen in ihrem eigenen Zuhause Formen von Misshandlungen und damit Gewalt zu erleiden haben.[5] Überträgt man diese Zahlen auf die etwa 1,54[6]

---

[1] Jean-Paul Sartre, französischer Schriftsteller und Philosoph
[2] Professor Dr. Dr. Michael Bock, Gutachten zum sog. Gewaltschutzgesetz
[3] Marc Coester, Bestandsaufnahme und Ergebnisse des Workshops, S. 32
[4] Rolf Dieter Hirsch, Gewalt gegen alte Menschen, S. 1
[5] Weltgesundheitsorganisation Europa, Weltbericht Gewalt und Gesundheit, S. 22
[6] Statistisches Bundesamt, Pflegestatistik 2007, S. 4

Millionen Pflegebedürftigen, die derzeit zu Hause gepflegt werden, entspricht dies ca. 60.000 - 90.000 Menschen, die in ihrem Wohnumfeld Übergriffen, Vernachlässigung, Ausbeutung und in Einzelfällen sogar Tötung ausgesetzt sind - Zahlen, die sich durch die demographische Entwicklung zukünftig weiter erhöhen und damit zu einer Verschärfung der Situation beitragen werden.

Diese Arbeit soll sich jedoch weder mit vermeintlichen Schuldzuweisungen beschäftigen, nachdem die Rollen von Opfer und Täter stündlich wechseln können,[7] noch einen Generalverdacht gegenüber Pflegepersonen erheben. Vordergründig sollen im Rahmen dieser Arbeit die Ursachen und die Entwicklung von Gewalt in der häuslichen Pflege dargestellt werden, damit Anzeichen für drohende oder bereits geschehene Gewalthandlungen durch den Pflegeberater erkannt werden können und dieser geeignete Hilfemaßnahmen für Pflegeperson und Pflegebedürftigen einzuleiten vermag.

II. Der Gewaltbegriff

Eine wissenschaftliche Definition von Gewalt ist schwierig. Zum einen handelt es sich bei Gewalt um ein sehr komplexes Phänomen mit vielen subjektiven Facetten, zum anderen wandelt sich die grundlegende Auffassung einer Gesellschaft zur Gewalt im Laufe der Zeit stetig.[8] Im heutigen Sprachgebrauch ist der Begriff Gewalt überwiegend negativ behaftet (vgl. Gewalttat, Gewaltverbrechen, Gewaltverherrlichung oder auch Vergewaltigung) und wird als schädigende Einwirkung auf andere verstanden.

Verschiedene Berufsgruppen sind zu eigenen Definitionen des Gewaltbegriffes gelangt, was zu einem unüberschaubaren Sammelsurium an Gewaltdefinitionen führte.[9] Während zum Beispiel Juristen in strafrechtlichen Angelegenheiten unter dem Begriff Gewalt ausschließlich körperlichen Zwang verstehen,[10] dehnt die

---

[7] Ulrike Hempel, ärzteblatt.de, Häusliche Gewalt erkennen und verhindern: "Pflege heißt Krise"
[8] http://de.wikipedia.org/wiki/Gewalt
[9] Rolf Dieter Hirsch, Gewalt in der Pflege, S. 3
[10] Urteil des Bundesverfassungsgericht vom 10.01.1995, AZ AZ 1 BvR 718/89

WHO, die Definition weiter aus, so dass auch nicht körperliche Schäden des Opfers miteinbezogen werden.[11]

Das internationale Netzwerk für die Prävention von physischer Gewalt gegenüber älteren Menschen (INPEA) strebte im Rahmen der sog. Toronto-Kundmachung 2002 eine weltweit einheitliche Definition für "elder abuse" (dt. Missbrauch von Älteren) an. Nach Auffassung des Autors beschreibt diese Begriffsbestimmung den Gewaltbegriff am treffendsten. Diese lautet wie folgt:

Der Missbrauch älterer Menschen ist eine einzelne oder wiederholte Handlung oder das Unterlassen einer angemessenen Handlung, die in jeder Beziehung vorkommen kann, wo erwartetes Vertrauen einer älteren Person verletzt oder tief enttäuscht wird. Dieser Missbrauch oder diese Misshandlung kann vielerlei Gestalt annehmen: sie kann physischer, psychologisch/emotionaler, sexueller, finanzieller Art sein oder einfach nur eine beabsichtigte oder unbeabsichtigte Vernachlässigung darstellen.[12]

III. Grundformen der Gewalt

3.1 Das Gewaltdreieck nach Galtung

Gewalt mit all seinen Facetten lässt sich am einfachsten anhand des Gewaltdreiecks von Johan Galtung, einem Friedensforscher und Soziologen aus Norwegen, begreiflich machen. Demnach gliedert sich das Phänomen Gewalt in drei Hauptebenen: personelle, strukturelle und kulturelle Gewalt. Die drei Formen der Gewalt sind dabei voneinander abhängig, stützen sich gegenseitig und treten regelmäßig gemeinsam auf. Grundsätzlich kann Gewalt in jeder der Hauptebenen ausbrechen und sich dann auf die anderen übertragen. Wenn allerdings kulturelle Gewalt tief in der Gesellschaft verankert ist und strukturelle Gewalt institutionalisiert wird, erhöht sich die Gefahr, dass sich die personelle Gewalt verfestigt.[13]

---

[11] Weltgesundheitsorganisation Europa, Weltbericht Gewalt und Gesundheit, S. 6
[12] http://www.inpea.net/images/TorontoDeclaration_English.pdf
[13] http://www.whywar.at/gewalt_dreieck

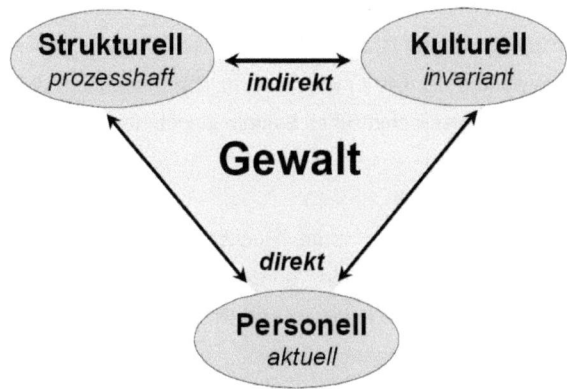

Abbildung 1 - Gewaltdreieck nach Galtung

3.2 Personelle Gewalt

Unter personeller oder auch direkter Gewalt versteht man das vorsätzliche destruktive Handeln aber auch Unterlassen durch einen Täter oder eine Tätergruppe. Sie bildet als traditionelle Vorstellung von Gewalt eine Ecke des Gewaltdreiecks. Als konkrete Handlung ist die direkte Gewalt als Ereignis objektiv wahrnehmbar.

Beispiele für direkte Gewalt:
Anschreien, Androhen von Gewalt, Schlagen oder mangelhafte Ernährung/ Flüssigkeitszufuhr

3.3 Strukturelle Gewalt

Im Gegensatz zur direkten Gewalt gibt es bei der indirekten oder auch strukturellen Gewalt keinen Akteur, der die Folgen der Gewalt beabsichtigt.[14] Sie ist nach Galtung die "vermeidbare Beeinträchtigung grundlegender menschlicher Bedürfnisse". Als strukturelle Gewalt kann daher eine Vielzahl an Faktoren verstanden werden, die offene Gewalt erst ermöglichen oder zu deren Legitimation dienen[15]. Bezogen auf die Pflege ist damit also auf die Rahmenbedingungen abzustellen, die den persönlichen Lebensraum einschränken. Gerne wird deshalb in der Fachliteratur in diesem Zusammenhang

---

[14] Johan Galtung, Frieden mit friedlichen Mitteln, S. 17
[15] R.D. Hirsch, Gewalt in der Pflege, S. 10

das Bild des Schreibtischtäters bemüht, also eines "Täters hinter dem Täter". Der Betroffene struktureller Gewalt ist sich oftmals seiner Opferrolle nicht bewusst und ein einzelnes Individuum als Täter nicht auszumachen, nachdem diese Form der Gewalt in ein soziales, gesellschaftliches System eingebettet ist.[16]

Beispiele für strukturelle Gewalt:
Vorgegebene Tagestrukturierung ohne Rücksicht auf die Bedürfnisse und Gewohnheiten des Pflegebedürftigen, unnötige Einrichtung einer Betreuung, Mangel an Privatsphäre für Pflegeperson und Pflegebedürftigem oder Festlegen eines Taschengeldes für den Pflegebedürftigen

3.4 Kulturelle Gewalt
Als Basis der Gewalt, die strukturelle und personelle Gewalt legitimiert, fungiert die kulturelle Gewalt. Sie ist symbolischer Natur und wirkt sich auf Religion, Ideologie, Sprache und Kunst, aber auch Wissenschaft, Recht, Medizin und Erziehung aus.[17] Kulturelle Gewalt zeigt sich unter anderem an allgemein negativen Vorurteilen gegenüber alten Menschen. Unwörter wie "Rentnerschwemme" oder "sozialverträgliches Frühableben" diskriminieren nicht nur ältere und alte Mitmenschen, sondern beeinflussen auch negativ das Handeln und Denken der Gesellschaft. Problematisch in diesem Zusammenhang ist, dass die Grundhaltung einer Gesellschaft nur schwerlich verändert werden kann. Aus diesem Grund stellt die kulturelle Gewalt einen invarianten, also unveränderlichen und grundsätzlich dauerhaften Faktor dar.

Beispiele für kulturelle Gewalt:
Akzeptanz von Gewalt, Vorurteile gegen das Alter, „Pflegepflicht" für Frauen oder starre Beziehungsmuster zwischen den Generationen

---

[16] Carolin Weber, Soziologische Gewaltdefinitionen und -begriffe, S. 4
[17] Johan Galtung, Frieden mit friedlichen Mitteln, S. 18

IV. Theorien zur Entwicklung von Gewalt

Für die Entstehung von Gewalt in der Pflege gibt es verschiedene Erklärungsversuche. Diese beruhen auf unterschiedlichen Theorien der Sozialwissenschaft über die Entstehung von Aggression und Gewalt. Im Folgenden sollen die maßgeblichen kurz dargestellt werden.[18]

4.1 Pflegestress

Kommt es zu einem Ungleichgewicht zwischen den Anforderungen (beruflich, sozial, familiär oder auch finanziell) und dem individuellen Leistungsvermögen, Zielen und Bedürfnissen der Pflegeperson, empfindet der Körper belastenden, also negativen Stress. Dieses Gefühl der Überforderung kann die Pflegeperson schnell an die Grenzen der Belastbarkeit führen. Als Folge können im Rahmen des Burnout-Syndroms körperliche und geistige Erkrankungen bei der Pflegeperson auftreten. Die Überlastung kann allerdings auch nach außen kompensiert werden und sich in einer Gewalthandlung gegen den Pflegebedürftigen entladen.

4.2 Intergenerative Gewalt

Personen, die als Kinder misshandelt wurden, können diese Verhaltensweise annehmen und selbst im Erwachsenenalter gegenüber Kindern gewalttätig werden. Das als Kind gelernte Verhalten zur Lösung von Konflikten und schwierigen Situationen Gewalt anzuwenden überträgt sich damit auf nachfolgende Generationen. Aus diesem Grund wird diese Erscheinung auch als sog. "Gewaltkreis" bezeichnet. Hervorzuheben ist, dass es sich hierbei um keinen unvermeidlichen Mechanismus handelt, da die Mehrheit der misshandelten Kinder im Erwachsenenalter kein negativ auffälliges oder gewalttätiges Verhalten zeigt.[19]

4.3 Geschlechtsspezifische Gewalt

Unter den Opfern von Gewalt in der Pflege ist der Frauenanteil auf beiden Seiten außerordentlich hoch. Dies hat verschiedene Gründe: Zum einen erreichen Frauen durchschnittlich ein höheres Lebensalter als Männer und haben damit ein

---

[18] http://www.pflegewiki.de/wiki/Gewalt_in_Pflegebeziehungen
[19] Andrea Bergstermann & Angela Carell, Gewalt und Zwang in der familiären Pflege, S. 17

höheres Risiko pflegebedürftig zu werden, so dass es mehr weibliche als männliche Pflegebedürftige gibt. [20] Zum anderen ist die Pflege eines Angehörigen regelmäßig "Frauensache", so dass auch Pflegepersonen überwiegend weiblich sind. Weiterhin gelten Frauen unter anderem als das "schwache Geschlecht", was sie - auch auf Grund ihrer (scheinbaren) körperlichen Unterlegenheit - als ein leichtes Opfer für den Täter erscheinen lässt.

V. Entstehung von Gewalt in der häuslichen Pflege

Bereits dargestellt wurden die verschiedenen Formen der Gewalt und verschiedene Theorien wie es zu Gewalthandlungen kommen kann. Ausgehend von dieser Basis sollen nunmehr konkrete Risikoquellen beispielhaft näher beleuchtet werden, die im Einzelfall die Entstehung von Gewalt fördern oder erst ermöglichen können.

Beachtet werden muss, dass das Risiko einer Gewalthandlung grundsätzlich steigt, je mehr Risikoquellen vorliegen. Allerdings bedeutet das Vorhanden sein von Risikoquellen nicht zwangsläufig, dass als Folge davon eine gewaltbereite Pflegesituation gegeben sein muss. Das Phänomen der Gewalt ist zu vielschichtig und mehrdimensional als dass eine solch einfache Kausalitätsbeziehung hergestellt werden könnte.

5.1 Risikoquellen beim Pflegebedürftigen

Ein hohes Risiko Gewalt zu erleiden kann sich unter anderem aus bestehenden körperlichen und geistigen Einschränkungen des Pflegebedürftigen ergeben. Sehr deutlich lässt sich dies am Beispiel der Erkrankung Demenz beobachten. Viele Pflegepersonen haben keine ausreichenden Hintergrundinformationen zu dieser Erkrankung. Die Symptome der Demenz sowie die schwankenden Fähigkeiten und Fertigkeiten des Pflegebedürftigen können dadurch einerseits durch die Pflegeperson als absichtliches Nicht-Wollen missverstanden werden, während andererseits auf die Bedürfnisse der pflegebedürftigen Person nicht eingegangen wird. Dies kann zu verbalen Übergriffen aber auch zu körperlichen

---

[20] Statistisches Bundesamt, Pflegestatistik 2007, S. 5

Misshandlungen auf beiden Seiten führen, wenn die Pflegeperson nicht starke Nerven und viel Geduld aufbringen kann.

Auch vermag die Angst vor weiterer Abhängigkeit von der Pflegeperson zu Gewalthandlungen führen. Konnte der Pflegebedürftige Zeit seines Lebens Verrichtungen alleine durchführen, erhöht sich der Hilfebedarf durch den Eintritt von Pflegebedürftigkeit enorm. Das Wissen auf Hilfe, Pflege und Zuwendungen durch eine andere Person angewiesen zu sein um seine Bedürfnisse befriedigen zu können, verschiebt das vormalige Machtgleichgewicht nunmehr zu Ungunsten des Pflegebedürftigen.

Daneben kann auch ein gegebenenfalls vorliegendes Insuffizienzgefühl des Pflegebedürftigen Gewalt in der häuslichen Pflege hervorrufen. Unter dem Begriff Insuffizienzgefühl versteht man eine subjektiv erlebte Mangellage, das Gefühl unzulänglich bzw. minderwertig zu sein. Die Auswirkungen dieses Minderwertigkeitskomplexes können Erkrankungen wie Depressionen oder auch Suizidgedanken sein. Es kann aber auch zu einem Kompensationsverhalten führen, das sich in Form einer inneren wie äußerlich gut wahrnehmbaren Opferrolle zeigt. Ist eine Position des „Drama-Dreiecks" nach Stephan Karpman[21] dadurch bereits vorbelegt, wird die Pflegeperson unbewusst bereits in die Rolle des Täters gedrängt.

Eine weitere Risikoquelle für Gewalt auf Seiten des Pflegebedürftigen liegt vor, wenn dieser seine zunehmenden geistigen und körperlichen Veränderungen nicht anerkennen kann und daher an früheren Verhaltensweisen festhält (sog. Fassadenerhaltung). Wenn die Pflegeperson nunmehr helfen möchte, wehrt die pflegebedürftige Person diese vermeintlich unnötige Unterstützung ab. Dem Gefühl in seiner Selbstständigkeit eingegrenzt zu werden, begegnet der Pflegebedürftige mit Vorwürfen gegenüber der Pflegeperson. Dies kann schnell zu einer gewaltbereiten Stimmung führen.

Ebenso ist es möglich, dass der Pflegebedürftige die Hilfe zwar annimmt, diese allerdings nicht ausreichend honoriert. Die Tatsache, dass die Pflegeperson mit

---

[21] http://de.wikipedia.org/wiki/Dramadreieck

der Übernahme der Pflege zahlreiche private Einschränkungen hinnehmen muss, ist unbestritten. Erkennt der Pflegebedürftige dies nicht an, zum Beispiel weil er es als selbstverständlich betrachtet, oder ist vielleicht sogar undankbar, weil er mehr Unterstützung erwartet und kritisiert deshalb die Pflegeperson, muss dies als eine mögliche Gewaltquelle betrachtet werden.

5.2 Risikofaktoren für die Pflegeperson

Auch auf Seiten der Pflegeperson können Probleme vorliegen, welche die Entstehung häuslicher Gewalt fördern.

So erschweren gesundheitliche Probleme wie Rückenbeschwerden, Depressionen oder auch Alkohol- und Arzneimittelmissbrauch die Pflege ungemein. Der Grund hierfür ist, dass sie bereits vorliegende Einschränkungen und Beschwerden der Pflegeperson weiter verschlimmern.

Stress und Überforderung durch mehrere Rollen stellen eine weitere Risikoquelle dar. Man denke in diesem Zusammenhang an eine pflegende Schwiegertochter in der Landwirtschaft, die durch Haushalt, Kindererziehung, Mitarbeit auf dem Hof und die Übernahme der Pflege der hofansässigen Schwiegereltern als überaus belastet betrachtet werden darf. Unzureichende Belastungs- und Stressbewältigungsfähigkeiten, welche den Pflegestress und die Pflegesituation belastender und auswegloser erscheinen lassen, erhöhen zweifellos die Wahrscheinlichkeit einer Gewalthandlung.[22]

Eine weitere Quelle für Gewalt können auch eine schlechte Beziehung oder Beziehungen, die auf Abhängigkeit basieren, sein. Interfamiliäre Gewalt hat oftmals eine Vorgeschichte. Bereits vor Eintritt der Pflegebedürftigkeit bestehende Spannungen oder Krisen können dazu beitragen, dass die Gewaltbereitschaft steigt. Als typische Beispiele wären in diesem Zusammenhang die Pflege der bösen Schwiegermutter oder des tyrannischen Hausherren zu nennen.

Auch Arbeitslosigkeit kann das Risiko für Gewalt erhöhen. Gibt die Pflegeperson ihre Arbeit auf um sich der Pflege eines Angehörigen zu widmen, können der

---

[22] Erich Grond, Altenpflege ohne Gewalt, S. 40

damit einhergehende Verlust von Identität, Selbstachtung und Einkommen die Pflegesituation verschärfen.[23]

5.3 Risikofaktoren der Pflegesituation

Weitere Gewaltfaktoren können auch durch die Rahmenbedingungen, innerhalb derer die Pflege statt findet, entstehen.

Insbesondere unzureichende Wohnverhältnisse können hierbei zu Konflikten führen. Nimmt der Angehörige den Pflegebedürftigen in seine Wohnung auf, ist dies oftmals mit entsprechenden wohnlichen Einschränkungen verbunden. Lebte der Pflegebedürftige bislang alleine, benötigt er jetzt ein Zimmer im Zuhause der Pflegeperson und verringert dadurch den Wohnraum der Pflegeperson. Hilfsmittel wie Pflegebett, Badewannenlifter, Toilettenstuhl und Urinflasche verwandeln das „eigene, liebevoll gestaltete Reich" der Pflegeperson in eine Pflegestation. Kleine Wohnungen und schlechte Wohnverhältnisse müssen deshalb als mögliche Ursache für Gewalt angesehen werden.

Eine weitere Quelle kann eine ungenügende Infrastruktur an wohnortsnahen Pflegeangeboten sein. Während in städtischen Gebieten regelmäßig eine Überversorgung an ärztlichen und pflegerischen Angeboten herrscht, ist das Bild auf dem Land oftmals ins Gegenteil verkehrt. Pflegedienste der freien Wohlfahrtspflege haben große ländliche Gebiete zu versorgen, da diese für private Pflegedienste auf Grund zu langer Wegstrecken zwischen den Patienten unwirtschaftlich sind. Entsprechendes gilt für Einrichtungen der Tages- und Kurzzeitpflege sowie für niederschwellige Betreuungsleistungen. Diese zur Entlastung der Pflegeperson gedachten Leistungen können dadurch in bestimmten Regionen nur schwerlich in Anspruch genommen werden.

Geringe oder keine soziale Unterstützung in Verwandtschaft und Nachbarschaft können ebenfalls als Gewaltquelle gewertet werden. Ziehen sich Verwandte zurück und vermeiden Besuche, weil sie befürchten in die Pflege miteingebunden zu werden, kommt es zu einer Isolation der pflegenden Familie. Grundsätzlich zur Verfügung stehende Kandidaten, auf deren Schulter die Last der Pflege verteilt

---

[23] Mervyn Eastman, Gewalt in der Pflege, S. 93f

werden könnte, fallen weg. Als Folge davon kann sich bei der Pflegeperson ein Gefühl des "allein gelassen werdens" entwickeln. Der hierfür (vermeintlich) Schuldige ist schnell gefunden - der Pflegebedürftige.

VI. Assessment

6.1 Begriffsbestimmung

Abgleitet vom englischen Verb "to assess" (dt. bewerten, feststellen, einschätzen) beschreibt Assessment eine Bewertungsmethode zur systematischen Bestimmung eines funktionellen Status in bestimmten Bereichen zu einem bestimmten Zeitpunkt mit standardisierten Instrumenten. Vor allem bekannt aus dem Case Management innerhalb des Sozial- und Gesundheitswesens soll durch das Assessment eine möglichst gründliche Erfassung und Erhebung der Situation der Person bzw. der Familie erfolgen.

6.2 Gewalt-Assessment nach Rolf Dieter Hirsch

Anhand des Gewaltdreiecks wird deutlich, dass Gewalthandlungen, die in Beziehungen auftreten, vielfältige Hintergründe haben können. Die Verhinderung von Gewalt bedarf aus diesem Grund eines umfangreichen Konzeptes.[24] Durch ein mehrstufiges Assessment sind vorerst die Fragen zu klären, ob eine Gewalthandlung vorliegt und welche Ursachen diese hat, damit die spätere Intervention darauf abgestimmt werden kann.

Das Gewalt-Assessment von R.D. Hirsch gliedert sich dabei in drei Stufen: Verdacht auf Gewalt, Bestätigung des Verdachtmomentes durch weitere Hinweise sowie eine differenzierte Abklärung der Gewaltsituation hinsichtlich der Ursache und möglicher Interventionsmaßnahmen.

---

[24] R.D. Hirsch, Gewalt gegen alte Menschen, S. 2

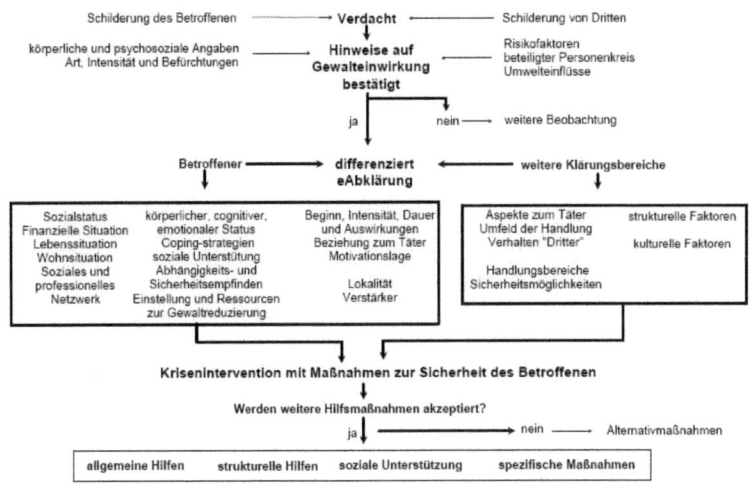

Abbildung 2: Gewalt-Assessment beim alten Menschen (R. D. Hirsch 2001)

6.2.1 Ebene 1 - Verdacht

Damit man als Pflegeberater überhaupt erst die Möglichkeit erhält in eine gewalttätige häusliche Pflegesituation einzugreifen, bedarf es eines Verdachtes auf das Vorliegen von Gewalt. Dieser Verdachtsmoment kann aus verschiedenen Quellen stammen - zum einem vom Betroffenen selbst, andererseits aber auch durch die Schilderung von Dritten (z. B. Angehörige, Nachbarn, Hausarzt, Pflegedienste).

Wenn es sich bei dem Betroffenen um den Pflegebedürftigen handelt, kann das Problem auftreten, dass sich dieser nicht oder nur eingeschränkt zu seiner misslichen Lage äußert. Die Gründe hierfür können vielfältig sein: Körperliches oder geistiges Unvermögen, pflegerische Abhängigkeit von der gewalttätigen Person, Angst vor weiterer oder vermehrter Gewalt, Lebenseinstellung älterer Menschen ("Durchhaltewillen"), Furcht die gewohnte Umgebung verlassen zu müssen oder auch Schamgefühl. Umso wichtiger ist es in diesen Fällen, dass sich Dritte bei Kenntniserlangung für den Pflegebedürftigen einsetzen und sich anstelle des Betroffenen zu Wort melden.

Auch die Kranken- und Pflegekasse kann durch die ihr zur Verfügung stehenden Mittel Gewalthandlungen im häuslichen Bereich ermitteln und erkennen. Hierfür bietet es sich an, bereits vorliegenden Daten nach Hinweisen für Gewalt auszuwerten.

Eine Möglichkeit stellen die Abrechnungsunterlagen der Krankenhäuser und Vertragsärzte dar, in denen Diagnoseschlüssel nach ICD-10[25] als Begründung für die Behandlung verwendet werden.[26] Auffällige Schlüsselnummern wie z. B. die Codierziffer Y09.9! (Tätlicher Angriff, Misshandlungen, Notzucht, Tötungen oder Verletzungen) können durch eine regelmäßige Datenbankauswertung ermittelt und herausgefiltert werden um sie für eine weitere Abklärung an den Pflegeberater weiterzuleiten.

Ein weiterer Anhaltspunkt für Gewalt, den die Kasse selbst ermitteln kann, stellt das sog. Ärztehopping dar. Unter Ärztehopping versteht man die Inanspruchnahme mehrerer Ärzte der gleichen Fachgruppe ohne die Überweisung durch einen Allgemeinarzt bzw. auch den ständigen Wechsel des Hausarztes. Die Einholung einer zweiten Meinung durch einen weiteren Facharzt zählt nach herrschender Meinung nicht zu dieser Begrifflichkeit. Gründe für Ärztehopping sind regelmäßig fehlendes Vertrauen in den Hausarzt, Medikamentenabhängigkeit, oder die Hoffnung auf eine Heilungschance bei unheilbaren Erkrankungen sowie der Missbrauch von Krankenversicherungskarten.[27] Daneben muss aber auch angenommen werden, dass Betroffene von Gewalthandlungen aus Scham und um einem konfrontierenden Arzt-Patienten-Gespräch auszuweichen den Wechsel zu einem anderen Arzt vorziehen. Weitere Kriterien für eine Differenzierung und Datenerhebung müssen hierfür entwickelt werden.

Es obliegt der Krankenkasse mit Hilfe regelmäßiger Datenbankauswertungen insbesondere die oben genannten Sachverhalte, die auf Gewalt in der häuslichen Umgebung hindeuten, zu eruieren und an die Pflegeberatung für eine weitere Abklärung weiterzuleiten.

---

[25] Internationale Klassifikation der Krankheiten und verwandter Gesundheitsprobleme der WHO
[26] § 295 Abs. 1 Satz 3 und § 301 Abs. 2 Satz 1 Sozialgesetzbuch - 5. Buch
[27] http://de.wikipedia.org/wiki/Aerztehopping

6.2.2 Ebene 2 - Bestätigung

Liegt dem Pflegeberater ein über- oder selbstermitteltes Verdachtsmoment auf Gewalt vor, gilt es dieses durch weitere Indizien zu bestätigen. Um einen möglichst genauen Einblick auf die gegebenenfalls gewaltbelastete Situation zu erhalten, sollte eine aufsuchende Pflegeberatung durchgeführt werden. Im Rahmen dieser Beratung vor Ort steht eine Vielzahl an Möglichkeiten zur Verfügung um Gewalthandlungen zu erkennen.

Bereits im Gespräch mit dem Pflegebedürftigen und dem Angehörigen können weitere Anzeichen für Gewalt in der häuslichen Pflege erkannt werden. Es ist sinnvoll mit jeden der Beteiligten separat und in Abwesenheit des anderen behutsam und empathisch zu sprechen. So sollte auf Seiten der Pflegeperson unter anderem erfragt werden, wer die Verantwortung für die Pflege trägt und welche Belastungen diese empfindet. Daneben bietet es sich an den pflegerischen Wissensstand und das Verständnis für die Situation des Pflegebedürftigen in Erfahrung zu bringen. Im Gespräch mit dem Pflegebedürftigen bietet es sich an nach der gesundheitlichen Situation zu fragen, ob pflegerische Beschwerden und Probleme bestehen.

Weiterhin lassen Beobachtungen der vorstehend genannten Risikoquellen Rückschlüsse auf das Gewaltrisiko zu – insbesondere dann, wenn sich durch das Gespräch der Verdacht auf Gewalt erhärtet hat, die Beteiligten selbst jedoch keine konkreten Angaben machen möchten. Im Rahmen des Beratungsgespräches sollte der Pflegeberater deshalb darauf achten, wie die Beteiligten miteinander sprechen, ob die Wünsche des Pflegebedürftigen erfragt und darauf eingegangen wird und welche Dauer und Intensität die Kontakte haben. Wirkt der Pflegebedürftige verängstigt, scheu, zurückgezogen oder aggressiv muss dies ebenso als Warnsignal gewertet werden wie Gleichgültigkeit und Verärgerung oder wenn die Pflegeperson kein vier Augen-Gespräch zulassen möchte.

Ein weiterer Blick muss auf den körperlichen und geistigen Status des Pflegebedürftigen gerichtet werden. Der Pflegeberater sollte bei Anhaltspunkten auf typische Auswirkungen direkter Gewalt wie Verletzungen, Druckgeschwüre, Über- oder Unterdosierungen der Arzneimittel aber auch Mangelernährung

Kontakt mit dem Hausarzt aufnehmen um eine eingehende körperliche Untersuchung zu veranlassen.

Ergeben sich im Rahmen der Pflegeberatung keine weiteren Hinweise auf das Vorliegen von Gewalt, sollte der Fall dennoch weiterhin beobachtet werden um kurzfristig auf eine Änderung der Situation reagieren zu können. Regelmäßige telefonische Kontaktaufnahmen zum Betroffenen, aber auch zu demjenigen, der den primären Verdacht schilderte, bieten sich an.

6.2.3 Ebene 3 - Differenzierte Abklärung

Hat sich der Verdacht auf eine Gewalthandlung durch weitere Hinweise bestätigt, muss eine differenzierte Abklärung der Situation durch den Pflegeberater erfolgen. Ziel muss es sein möglichst viele Informationen (vgl. Abbildung 2) vom Betroffenen, dem Täter, aber auch dem Umfeld zu erhalten um auf dieser Grundlage für den konkreten Einzelfall geeignete Maßnahmen zur Krisenintervention einleiten zu können.

VII. Intervention

7.1 Prinzipien einer erfolgreichen Intervention

Nachdem durch das Assessment das Vorliegen von Gewalt bestätigt wurde, ist es notwendig sofort zu reagieren. Hierbei müssen allerdings fünf grundlegende Prinzipien, die jeglicher Intervention zu Grunde liegen sollten, beachtet werden. Nur so kann der Eingriff erfolgreich sein. Wird das Mittel der Intervention gewählt, allerdings nur unzulänglich ausgeführt, kann dies im schlimmsten Fall zu einer Verschlimmerung der Gewaltsituation beitragen. Werden zum Beispiel ungeeignete Hilfsmittel angeboten, das Netz der Besuche zu engmaschig gespannt und zu viele, unspezifische Informationen gegeben, ist es nicht verwunderlich, dass die betroffene Familie keine weiteren Hilfen annehmen will. [28]

---

[28] Mervyn Eastman, Gewalt gegen alte Menschen, S. 105ff

7.1.1 Selbstbestimmung des Betroffenen

Es ist die alleinige Entscheidung des Betroffenen, ob er eine Intervention und weitere Hilfeleistungen haben möchte. Eine falsche Einschätzung, unzureichende medizinische Informationen, blinde Handlungswut durch den externen Betrachter der (vermeintlichen) Gewaltsituation und der falsche Glaube, das Richtige über den Kopf des Betroffenen hinweg tun zu müssen, helfen keinem der Beteiligten weiter.

7.1.2 Angemessene Maßnahmen

Damit eine Intervention erfolgreich sein kann, muss diese gründlich und angemessen auf die jeweiligen Probleme der Pflegesituation angepasst werden. Ohne Berücksichtung der individuellen Verhältnisse können auch gut gemeinte Maßnahmen nicht wirken. Die Volksweisheit „Nicht mit Kanonen auf Spatzen zu schießen" ist in diesem Zusammenhang recht passend.

7.1.3 Interfamiliärer Zusammenhalt

Der Zusammenhalt und die Motivation innerhalb der Familie Belastungen, die zur Gewalt führen können, zu beheben wird gerne unterschätzt. Amerikanische Fallstudien belegen, dass viele Familien gelernt haben mit derartigen Belastungen umzugehen, wenn ihnen die Möglichkeit einer Trennung nicht angeboten wurde und sie anstelle dessen Alternativen aufgezeigt bekommen. Im Übrigen ist es auch regelmäßig der Wunsch des Pflegebedürftigen in der häuslichen Umgebung zu verbleiben.

7.1.4 Ambulante vor stationärer Pflege

Auch wenn die vollstationäre Pflege auf den ersten Blick als die einfachste Möglichkeit erscheint um bei Gewalt in der häuslichen Umgebung einzuwirken, stellt sie dennoch nicht das Mittel der Wahl dar. Wie bereits dargestellt fürchten viele gewaltbedrohte Pflegebedürftige, dass sie in ein Heim „abgeschoben" werden, wenn sie auf ihre Situation aufmerksam machen. Es muss aus diesem Grund das vorrangige Ziel bei einer Intervention sein, dem Pflegebedürftigen weiterhin eine ambulante Versorgung zu ermöglichen. Nur in Fällen extremer Gewaltanwendungen muss der Betroffene zum eigenen Schutz und für eine entsprechende ärztliche Behandlung in eine andere Umgebung gebracht werden.

7.1.5 Vermeiden von Schuldgefühlen

Gewalt in der häuslichen Umgebung ist regelmäßig das Ergebnis ungünstiger Faktoren. Durch die Gewalthandlungen kommt es zu Schuldgefühlen bei „Täter" und dem sich oftmals mitschuldig fühlendem „Opfer". Schuldzuweisungen durch den Pflegeberater an einen der Beteiligten tragen daher nicht dazu bei, die Gewaltsituation zu schlichten.

7.2 Interventions- und Präventionsmaßnahmen

Für eine Intervention stehen verschiedene Leistungen zur Verfügung - diese beschränken sich allerdings nicht nur auf Leistungen der Sozialversicherungsträger. Auch intermediäre Organisationen, soziale Bewegungen und Familie, Verwandtschaft sowie Nachbarschaft sollten bei der Planung des Hilfsangebotes miteinbezogen werden. Nicht zu Vernachlässigen sind in diesem Zusammenhang auch Präventionsmaßnahmen um Gewalt zu verhindern, aber auch die Wiederholung einer Gewalthandlung zu vermeiden.

Repräsentative Leistungen, die für einen Großteil der Fälle zu einer Verbesserung der Situation beitragen, sind im Anschluss aufgeführt. Daneben stehen natürlich weitere Angebote zur Verfügung, die im Einzelfall ebenso sinnvoll sein können.

7.2.1 Beratung

Als erster präventiver Schritt bietet sich eine umfassende Beratung der Pflegeperson über die Anforderungen an, die sich durch die Pflege eines Angehörigen ergeben. Diese sollte bereits bei der Erstantragstellung unabhängig von der gewählten ambulanten Leistung der Pflegekasse stattfinden, damit sich die Pflegeperson eine Vorstellung ihrer zukünftigen Aufgaben machen kann.

7.2.2 Schulung

Zur Vorbereitung auf die Pflege bietet die Pflegekasse Pflegekurse an, die angehende Pflegepersonen wichtige Kenntnisse und Fähigkeiten für die häusliche Pflege vermitteln. Liegt bereits eine Pflegestufe vor, besteht die Möglichkeit eine Pflegeschulung in der häuslichen Umgebung in Anspruch zu nehmen. So ist es möglich speziell auf die individuellen Verhältnisse vor Ort einzugehen und anhand einer praktischen Demonstration den Pflegealltag zu erleichtern.

7.2.3 Leistungen der Pflegekasse

Die Pflegekasse bietet weiterhin eine Fülle an Leistungen zur Entlastung der Pflegeperson. Der Einsatz von Hilfsmitteln und Wohnumfeld verbessernden Maßnahmen kann zu einer Erleichterung der Pflege beitragen. Ferner übernimmt die Pflegekasse die Kosten entsprechend der gesetzlichen Vorgaben für Pflegedienste sowie Tagespflegeeinrichtungen um der Pflegeperson eine regelmäßige Verschnaufpause von der Pflege zu ermöglichen. Besteht Bedarf an einer kurzfristigen Trennung kann die Kurzzeitpflege genutzt werden um den Pflegebedürftigen für mehrere Tage in einer vollstationären Pflegeeinrichtung versorgen zu lassen. Vor allem bei Pflegebedürftigen mit eingeschränkter Alltagskompetenz sollten auch die verfügbaren zusätzlichen Betreuungsleistungen in Anspruch genommen werden um eine stundenweise ambulante Betreuung zu erhalten. Der Pflegeberater, der sowohl über die verschiedenen Pflegeleistungen als auch die Pflegesituation vor Ort kennt, kann bei der Auswahl der im Einzelfall geeigneten Leistung Empfehlungen abgeben.

7.2.4 Weitere entlastende Leistungen

Auch Selbsthilfegruppen sollten als Interventionsmaßnahme Berücksichtigung finden. In diesen kann sich die Pflegeperson mit anderen Betroffenen über Anstrengungen der Pflege und Gewaltsituationen austauschen. Für den Pflegebedürftigen stehen analoge Angebote zur Verfügung.

Die Krankenkassen bieten im Rahmen von Primärpräventionsmaßnahmen unter anderem Stressbewältigungs- und Entspannungskurse an, in denen die Pflegeperson erlernt mit den Belastungen aus Alltag und Pflege besser umzugehen.

Weiterhin kann sowohl der Pflegebedürftige als auch die Pflegeperson den sozialpsychiatrischen Dienst (SpDi) in Anspruch nehmen. Der SpDi ist eine Anlaufstelle für seelische und psychische Probleme, die im Rahmen einer kostenfreien aufsuchenden Beratung Hilfe für Personen leistet, bei denen Anzeichen auf psychische Erkrankungen bestehen oder die psychisch krank sind.

VIII. Zusammenfassung

Gewalt in der häuslichen Pflege geschieht oftmals nicht aus Bösartigkeit oder Willkür. Vielmehr ist sie das kompensatorische Ergebnis von ungünstigen Rahmenbedingungen und Risikofaktoren, die sich bei einer Kumulation zu einer Gewalthandlung als ultima ratio entladen können. Kommt es zu einer oder mehreren Gewalthandlungen darf dieser Zustand jedoch nicht als status quo gewertet werden - zahlreiche Faktoren, die zu Gewalt führen können, sind veränderbar. Durch Hilfen von außerhalb des Pflegesettings ist es möglich wieder eine gewaltfreie Pflege herzustellen.

Die Pflegeberatung als neue Serviceleistung der Pflegekassen stellt dabei ein wirksames Mittel dar um bei Gewalt in der häuslichen Pflege nicht nur als Ansprechpartner zu fungieren, sondern auch zur Entspannung der Situation beizutragen. Nachdem er das örtlich zur Verfügung stehende Leistungsangebot des Wohlfahrtpluralismus kennt und im Rahmen seiner aufsuchenden Beratung regelmäßig Kontakt mit dem Pflegebedürftigen und dessen Angehörigen hat, bietet es sich an, den Pflegeberater intensiv auch auf dieser Ebene zu nutzen. Um dieses Ziel zu erreichen müssen jedoch weitere Schritte in die Wege geleitet werden.

Langfristig darf sich allerdings nicht damit zufrieden gegeben werden, ein wirksames Instrument gegen offenkundig gewordene Gewalt geschaffen zu haben. Wie auch im Gesundheitswesen muss verstanden werden, dass Prävention weitaus wirksamer und kostengünstiger ist, als die Behandlung des Ergebnisses. Die Ausgaben für Gewaltprävention und damit insbesondere die Errichtung einer angemessenen pflegerischen Infrastruktur auch im ländlichen Raum stellen deshalb ein lohnenswertes Ziel dar. Um dieses zu erreichen, bedarf es politischer Entschlossenheit, Gewalt gegen ältere und alte Menschen zu bekämpfen und die dafür erforderlichen Mittel zur Verfügung zu stellen.
Diese hoch gesteckten Ziele können jedoch nur dann erreicht werden, wenn auch ein gesellschaftliches Umdenken stattfindet. Diskriminierung und Misshandlungen von alten Menschen drängt diese an den Rand der Gesellschaft und lässt damit Gewalt erst akzeptabel erscheinen. Solange diesem Umstand vom Rest der

Bevölkerung mit Gleichgültigkeit begegnet wird, kann keine Basis für ein gemeinsames Handeln gegen Gewalt gefunden werden. Initiativen wie der "World Elder Abuse Awareness Day", der mittlerweile zum 4. Mal statt gefunden hat, müssen als Schritt in richtige Richtung verstanden werden, diese Gleichgültigkeit aufzubrechen.

IX. Literaturverzeichnis

- Aichberger Sozialgesetzbuch - Textsammlung, 101. Ergänzungslieferung, München. C.H. Beck (2009)

- Bergstermann A & Carell A: Gewalt und Zwang in der familiären Pflege URL: https://web-imtm.iaw.ruhr-uni-bochum.de/pub/ bscw.cgi/0/208299/ 29708/29708.pdf (07.09.2009)

- Bock M: Gutachten zum Entwurf eines Gesetzes zur Verbesserung des zivilgerichtlichen Schutzes bei Gewalttaten und Nachstellungen sowie zur Erleichterung der Überlassung der Ehewohnung bei Trennung. URL: http://www.vafk.de/themen/expanhbock.htm#6.4. (07.09.2009)

- Coester M: Gewalt gegen alte Menschen. Bestandsaufnahme und Ergebnisse des Workshops "Prävention von Gewalt gegen alte Menschen - private Initiativen, URL: http://www.kriminalpraevention.de/downloads/as/ gewaltpraev/aem/Gewalt_gegen_alte_Menschen.pdf (08.09.2009)

- Eastman M: Gewalt gegen alte Menschen. Freiburg im Breisgau: Lambertus-Verlag (1991)

- Galtung J: Frieden mit friedlichen Mitteln, Friede und Konflikt, Entwicklung und Kultur. Leske + Budrich (1998)

- Gewalt-Dreieck - Konfliktdynamik URL: http://www.whywar.at/gewalt_dreieck (08.09.2009)

- Grond E: Altenpflege ohne Gewalt. Hannover: Vincentz (1997)

- Hempel U: Häusliche Gewalt erkennen und verhindern. "Pflege heißt Krise", URL: http://www.aerzteblatt.de/v4/archiv/artikel.asp?id=63107 (07.09.2009)

- Hirsch R.D: Gewalt gegen alte Menschen: - Ein Überblick zur Situation in Deutschland -, URL: http://www.hsm-bonn.de/download/07_dfk.pdf (07.09.2009)

- Hirsch R.D: Gewalt in der Pflege: ein drängendes gesellschaftliches Problem. 2000, URL: http://www.hsm-bonn.de/download/03_heim.pdf (07.09.2009)

- Pflegewiki: Gewalt in Pflegebeziehungen, Theorien der Sozialwissenschaften URL: http://www.pflegewiki.de/wiki/Gewalt_in_Pflegebeziehungen (08.09.2009)

- Statistisches Bundesamt: Pflegestatistik 2007, Pflege im Rahmen der Pflegeversicherung, Deutschlandergebnisse. URL: http://www.inqa.de/ Inqa/Redaktion/TIKs/Gesund-Pflegen/PDF/pflegestatistik-2007 ,property=pdf,bereich=inqa,sprache=de,rwb=true.pdf (07.09.2009)

➢ Urteil des Bundesverfassungsgerichts vom 10.01.1995, AZ 1 BvR 718/89: Die erweiterte Auslegung des Gewaltbegriffs in § 240 StGB im Zusammenhang mit Sitzdemonstrationen verstößt gegen Art. 103 GG, sog. Sitzblockade-Urteil URL: http://www.servat.unibe.ch/law/dfr/bv092001.html (08.09.2009)

➢ Weber C: Soziologische Gewaltdefinitionen und -begriffe: Physische, psychische, strukturelle Gewalt etc. 2004, URL: http://www.erato.fh-erfurt.de/so/homepages/wagner/Zuindex/Lehre/Wissarb/Hausarbeit %20auf%20Internet%20weber.pdf (08.09.2009)

➢ Weltgesundheitsorganisation: Weltbericht Gewalt und Gesundheit, Zusammenfassung - 2003 URL: http://whqlibdoc.who.int/publications /2002/ 9241545623_ger.pdf (07.09.2009)

➢ Wikipedia: Ärztehopping URL: http://de.wikipedia.org/wiki/Aerztehopping (08.09.2009)

➢ Wikipedia - Gewalt - Definition URL: http://de.wikipedia.org/wiki/Gewalt#Begriffswandel (07.09.2009)

➢ Wikipedia: Internationale statistische Klassifikation der Krankheiten und verwandter Gesundheitsprobleme. URL: http:// Krankenhaus Burglengenfeldde.wikipedia.org/wiki/Internationale_statistische_Klassifikation_ der_Krankheiten_und_verwandter_Gesundheitsprobleme (08.09.2009)

➢ Wikipedia: Dramadreieck URL: http://de.wikipedia.org/wiki/Dramadreieck (08.09.2009)

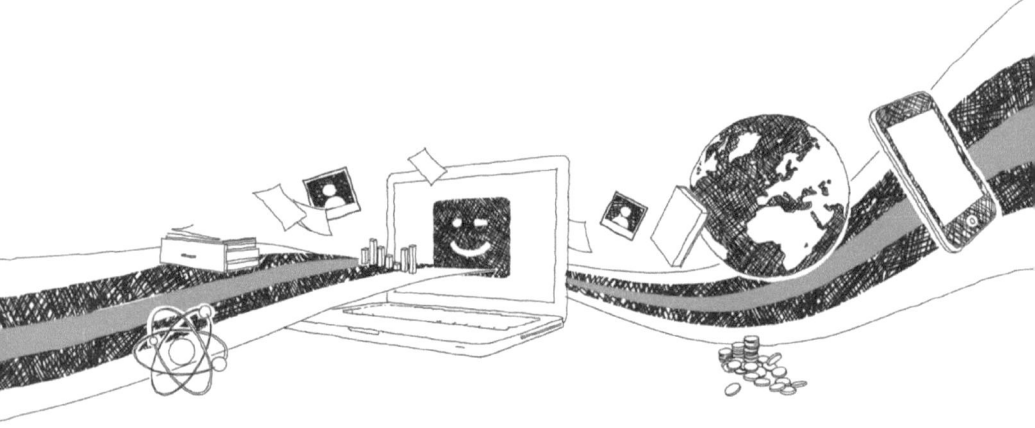
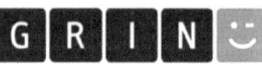